Succhi Detox: Disintossicazione Naturale e Vitalità in Oltre 100 Ricette

Guida Completa ai Succhi Fatti in Casa per Purificare il Corpo, Rafforzare l'Immunità e Rinnovare la Pelle

Prefazione

A cura del Dr. Alessandro Moretti, Specialista in Nutrizione Funzionale e Medicina Integrativa

Viviamo in un'epoca di rapidi cambiamenti, non solo a livello tecnologico ma anche sul fronte della salute e del benessere. Mai come oggi abbiamo accesso a informazioni, ricerche e risorse che ci permettono di migliorare la nostra salute in modo mirato e consapevole. Tuttavia, spesso questo flusso costante di conoscenze ci lascia confusi, incerti su quale sia la strada migliore per ottimizzare il nostro benessere.

È qui che il potere della nutrizione funzionale, che integra alimenti freschi e naturali in una dieta personalizzata, si rivela essenziale. Tra i tanti strumenti a disposizione, i succhi freschi occupano un posto di rilievo, offrendo un accesso rapido e concentrato a nutrienti fondamentali che sostengono ogni aspetto della salute. Come nutrizionista e specialista in medicina integrativa, ho avuto il privilegio di osservare i profondi benefici che l'integrazione dei succhi freschi può portare, non solo in termini di prevenzione, ma anche nel supporto di percorsi di guarigione e rigenerazione.

Questo libro rappresenta una guida preziosa e pratica per chiunque voglia esplorare l'efficacia dei succhi, sia che si avvicini a questo mondo per la prima volta, sia che abbia già sperimentato i benefici di una dieta naturale. I capitoli di questa opera offrono non solo ricette e programmi, ma anche solide basi scientifiche che aiutano a comprendere il perché dietro ogni ingrediente e combinazione. È un invito a trasformare un'abitudine quotidiana in un potente strumento di benessere, offrendo una visione olistica che include la disintossicazione, l'ottimizzazione del metabolismo, il supporto immunitario e molto altro.

Leggendo queste pagine, scoprirai non solo come creare succhi deliziosi e nutrienti, ma anche come integrarli in una routine che possa sostenere la salute a lungo termine. La dieta a base di succhi non è una soluzione temporanea, ma un percorso di benessere e vitalità che può adattarsi ai ritmi e alle esigenze di ciascuno. Con una guida chiara e accessibile, questo libro accompagna il lettore in un viaggio che tocca ogni aspetto del benessere, proponendo una nuova prospettiva sul valore del cibo come medicina.

È con entusiasmo che consiglio questa guida a tutti coloro che desiderano un approccio alla salute semplice ma trasformativo, basato su uno dei doni più grandi della natura: frutta e verdura fresche. Con il giusto supporto e una comprensione approfondita di ciò che i succhi freschi possono fare, chiunque può fare un passo deciso verso una vita più sana, energica e piena di vitalità.

Dr. Alessandro Moretti

Specialista in Nutrizione Funzionale e Medicina Integrativa

Capitolo 1:

Introduzione ai Succhi e al Loro Impatto sulla Salute

1.1 Introduzione all'uso dei succhi

Nell'era moderna, in cui siamo costantemente esposti a tossine ambientali e stress che influiscono sul nostro organismo, i succhi freschi stanno guadagnando sempre più attenzione come una delle migliori soluzioni per mantenere e migliorare la salute. Consumare succhi è un modo semplice per integrare nella dieta quotidiana un ampio spettro di nutrienti, senza richiedere cambiamenti drastici alle proprie abitudini alimentari. Per molti, i succhi rappresentano una porta d'accesso al benessere, offrendo risultati tangibili in termini di energia, vitalità e salute generale.

A differenza di integratori alimentari o vitamine in capsule, i succhi freschi forniscono al corpo nutrienti in una forma biodisponibile, ovvero facilmente assorbibile e utilizzabile. Questo è uno dei motivi per cui i succhi freschi sono ideali per chi cerca un modo rapido e naturale per nutrire il proprio corpo e promuovere processi di rigenerazione e riparazione cellulare.

1.2 Perché i succhi freschi?

Consumare frutta e verdura sotto forma di succo permette di fornire al corpo una concentrazione di vitamine, minerali, e antiossidanti che può essere difficile ottenere con il solo consumo di alimenti interi. La rimozione delle fibre insolubili durante l'estrazione permette agli enzimi e agli altri nutrienti presenti di essere assorbiti direttamente dall'organismo senza il bisogno di un lungo processo digestivo.

Ciò consente una rapida assimilazione dei nutrienti, che diventano immediatamente disponibili per il nostro corpo.

Benefici principali:

Efficacia nutrizionale: I succhi concentrano una grande quantità di nutrienti in una singola bevanda, rendendo più semplice il raggiungimento dei fabbisogni nutrizionali giornalieri.

Disintossicazione: Molti frutti e verdure hanno proprietà disintossicanti che aiutano il corpo a eliminare le tossine accumulate.

Sostegno al sistema immunitario: I succhi possono contenere alte dosi di vitamina C, antiossidanti, e fitonutrienti che rafforzano il sistema immunitario.

Incremento dell'energia: Consumare succhi regolarmente può contribuire ad aumentare i livelli di energia, grazie alla presenza di nutrienti chiave come vitamine del gruppo B e zuccheri naturali della frutta.

1.3 La Scienza Dietro i Succhi: Vitamine, Minerali, Enzimi e Oltre

I succhi freschi non sono solo una miscela di liquidi; sono una fonte concentrata di nutrienti vitali per il corpo umano. Vediamo alcuni dei principali gruppi di nutrienti che rendono i succhi così potenti:

Vitamine: I succhi sono ricchi di vitamine idrosolubili, come la vitamina C e quelle del gruppo B, che vengono rapidamente assimilate dall'organismo.

Minerali: I minerali come il potassio, il magnesio e il calcio sono essenziali per il corretto funzionamento cellulare.

Questi nutrienti sono spesso presenti nei succhi freschi in una forma altamente biodisponibile.

Enzimi: Gli enzimi presenti nei succhi freschi aiutano il processo digestivo e migliorano la capacità del corpo di assimilare i nutrienti. Tuttavia, questi enzimi si degradano facilmente, motivo per cui i succhi devono essere consumati subito dopo la preparazione.

Antiossidanti: I succhi freschi sono ricchi di antiossidanti, che combattono i radicali liberi e rallentano il processo di invecchiamento cellulare. Gli antiossidanti, come il beta-carotene e la vitamina E, proteggono le cellule dallo stress ossidativo.

1.4 Succhi Freschi vs. Succhi Industriali: Cosa c'è da Sapere

Quando si parla di succhi per la salute, è fondamentale fare una distinzione chiara tra succhi freschi e succhi confezionati, spesso venduti nei supermercati.

Trattamento termico e pastorizzazione: I succhi industriali subiscono processi di pastorizzazione per prolungare la durata di conservazione, ma questo riduce notevolmente la quantità di nutrienti. Il calore danneggia enzimi e vitamine sensibili, riducendo i benefici del succo.

Zuccheri aggiunti e additivi: Molti succhi commerciali contengono zuccheri aggiunti e conservanti che ne diminuiscono il valore nutrizionale. Gli zuccheri aggiunti, in particolare, possono contribuire a problemi di salute come l'obesità e il diabete.

Freschezza: I succhi freschi, estratti al momento, mantengono intatti tutti i nutrienti essenziali. L'assunzione di questi succhi fornisce al corpo un apporto immediato di vitamine e minerali, senza interferenze di conservanti o additivi.

1.5 Integrazione dei Succhi in una Routine Salutare Quotidiana

Integrare i succhi nella propria dieta non significa necessariamente sostituire i pasti, ma piuttosto trovare un equilibrio che permetta di sfruttare al meglio i benefici dei succhi freschi senza privarsi di alimenti importanti come proteine e fibre.

Come e quando bere i succhi: Per ottenere il massimo beneficio, è consigliabile consumare i succhi a stomaco vuoto, preferibilmente al mattino o come spuntino, lontano dai pasti principali. In questo modo, l'assimilazione dei nutrienti è più veloce.

Succhi e pasti bilanciati: I succhi possono essere abbinati a una dieta bilanciata, come complemento e non come sostituzione. È essenziale garantire che il corpo riceva tutti i macronutrienti e non solo i micronutrienti dei succhi.

Come iniziare: Chi è nuovo al mondo dei succhi può cominciare con una routine di tre volte alla settimana, aumentando gradualmente la frequenza e sperimentando diverse combinazioni di ingredienti.

Capitolo 2:

Succhi per la Disintossicazione e il Supporto del Fegato

2.1 Introduzione alla Disintossicazione

Nel corso della nostra vita quotidiana, siamo esposti a una moltitudine di tossine provenienti da diverse fonti: inquinamento ambientale, additivi alimentari, prodotti chimici domestici e persino stress emotivo. Queste sostanze possono accumularsi nel nostro organismo, sovraccaricando gli organi responsabili dell'eliminazione delle tossine e portando a vari problemi di salute. La disintossicazione è il processo naturale attraverso il quale il corpo elimina queste sostanze nocive, ripristinando l'equilibrio interno e migliorando il funzionamento generale dell'organismo.

Il fegato è l'organo principale coinvolto nella disintossicazione. Agisce come un filtro, metabolizzando e neutralizzando le tossine per renderle innocue o facilitarne l'eliminazione attraverso i reni o l'intestino. Supportare il fegato nella sua funzione è fondamentale per mantenere una buona salute e prevenire l'insorgenza di malattie.

I succhi freschi, ricchi di nutrienti e composti bioattivi, possono svolgere un ruolo significativo nel supportare il processo di disintossicazione. Grazie alla loro concentrazione di vitamine, minerali, antiossidanti ed enzimi, i succhi specifici per la disintossicazione aiutano a stimolare le funzioni epatiche, favoriscono l'eliminazione delle tossine e promuovono la rigenerazione cellulare.

2.2 Il Ruolo del Fegato nella Disintossicazione

2.2.1 Funzioni Chiave del Fegato

Il fegato è coinvolto in oltre 500 processi vitali, tra cui:

Metabolismo dei nutrienti: Converte carboidrati, proteine e grassi in energia e sostanze utili per il corpo.

Sintesi proteica: Produce proteine plasmatiche essenziali come l'albumina e i fattori della coagulazione.

Deposito di vitamine e minerali: Accumula vitamine A, D, E, K e B12, oltre a ferro e rame.

Produzione di bile: Secreta bile necessaria per la digestione e l'assorbimento dei grassi.

Detossificazione: Neutralizza tossine, farmaci e prodotti di scarto metabolico.

2.2.2 Fasi della Detossificazione Epatica

La detossificazione epatica avviene in due fasi principali:

Fase I (Ossidazione): Le tossine liposolubili vengono modificate tramite reazioni chimiche (ossidazione, riduzione, idrolisi) per renderle più reattive.

Fase II (Coniugazione): Le tossine attivate vengono legate a molecole endogene (glutatione, solfati, glicina) per diventare idrosolubili ed essere eliminate attraverso urine o bile.

Supportare entrambe le fasi è cruciale per una detossificazione efficace. Un'alterazione dell'equilibrio tra le due fasi può portare all'accumulo di intermedi tossici, causando stress ossidativo e danni cellulari.

2.3 Nutrienti Chiave per il Supporto del Fegato

2.3.1 Antiossidanti

Proteggono le cellule epatiche dai danni causati dai radicali liberi prodotti durante la detossificazione.

Vitamina C: Presente in agrumi, kiwi, peperoni.

Vitamina E: In oli vegetali, noci, semi.

Carotenoidi: In carote, zucca, spinaci.

2.3.2 Composti Solforati

Supportano la Fase II della detossificazione.

Glutatione: Potente antiossidante prodotto dal corpo, ma presente anche in asparagi, avocado.

Alimenti ricchi di zolfo: Aglio, cipolle, broccoli, cavoli.

2.3.3 Flavonoidi e Polifenoli

Hanno proprietà anti-infiammatorie e antiossidanti.

Silimarina: Trovata nel cardo mariano, protegge e rigenera le cellule epatiche.

Curcumina: Principio attivo della curcuma, modula le vie infiammatorie.

2.3.4 Fibra Solubile

Aiuta a legare le tossine nell'intestino, favorendo l'eliminazione.

Pectina: Presente in mele, agrumi.

Beta-glucani: In avena, orzo.

2.4 Ingredienti Chiave per Succhi Detox

Approfondiamo le proprietà di alcuni ingredienti fondamentali:

2.4.1 Carciofo

Proprietà: Ricco di cinarina, favorisce la produzione di bile, migliora la digestione dei grassi e ha effetti epatoprotettivi.

Uso nei succhi: Può essere utilizzato crudo, preferibilmente i cuori, per estrarre il succo.

2.4.2 Barbabietola

Proprietà: Contiene betaina, che riduce l'accumulo di grasso nel fegato e favorisce la metilazione nella Fase II.

Uso nei succhi: Ottima combinata con carote e mele per migliorare il sapore e potenziare i benefici.

2.4.3 Curcuma

Proprietà: La curcumina ha effetti anti-infiammatori, antiossidanti e stimola la produzione di bile.

Uso nei succhi: Utilizzare la radice fresca per massimizzare l'assorbimento; aggiungere un pizzico di pepe nero per migliorare la biodisponibilità.

2.4.4 Limone

Proprietà: Ricco di vitamina C e limonene, supporta la Fase I della detossificazione e l'attività enzimatica epatica.

Uso nei succhi: Fornisce un gusto fresco e acido, bilancia sapori più forti.

2.4.5 Zenzero

Proprietà: Stimola la digestione, ha proprietà anti-infiammatorie e antiossidanti.

Uso nei succhi: Aggiunge una nota piccante, favorisce la circolazione.

2.5 Ricette di Succhi per la Disintossicazione e il Supporto del Fegato

2.5.1 Succo "Purificazione Profonda"

Ingredienti:

2 carciofi (solo i cuori)

1 barbabietola media

1 mela verde

1 limone (sbucciato)

1 cm di radice di curcuma fresca

1 cm di radice di zenzero fresca

Preparazione:

Lavare accuratamente tutti gli ingredienti.

Rimuovere le foglie esterne dei carciofi e utilizzare solo i cuori.

Tagliare gli ingredienti in pezzi adatti all'estrattore.

Passare tutto nell'estrattore, alternando gli ingredienti per facilitare il processo.

Mescolare bene il succo e consumare immediatamente.

Benefici:

Questa combinazione potente supporta entrambe le fasi della detossificazione epatica, fornendo antiossidanti, composti solforati e stimolando la produzione di bile.

2.5.2 Succo "Elisir Verde"

Ingredienti:

2 foglie di cavolo riccio (kale)

1 cetriolo

1 gambo di sedano

Un mazzetto di prezzemolo

1 mela verde

1 limone

1 cm di radice di zenzero fresca

Preparazione:

Lavare tutti gli ingredienti.

Tagliare il cetriolo, il sedano e la mela in pezzi.

Passare gli ingredienti nell'estrattore, iniziando con le foglie verdi per sfruttare al massimo la clorofilla.

Mescolare e consumare subito.

Benefici:

Ricco di clorofilla, questo succo aiuta a eliminare metalli pesanti e tossine, alcalinizza il corpo e fornisce una carica di vitamine e minerali essenziali.

2.5.3 Succo "Rigenerazione Epatica"

Ingredienti:

1 pompelmo rosa (sbucciato)

1 arancia (sbucciata)

1 limone

1 carota

1 cm di radice di curcuma fresca

1 cucchiaino di olio di semi di lino (facoltativo)

Preparazione:

Lavare e preparare gli agrumi e la carota.

Passare tutti gli ingredienti nell'estrattore.

Aggiungere l'olio di semi di lino per migliorare l'assorbimento dei carotenoidi liposolubili.

Mescolare e bere immediatamente.

Benefici:

Gli agrumi supportano la Fase I della detossificazione, mentre la carota fornisce beta-carotene. L'olio di semi di lino apporta acidi grassi omega-3 che hanno effetti anti-infiammatori.

2.6 Programma Settimanale di Disintossicazione

2.6.1 Fase di Preparazione (Giorni 1-2)

Obiettivo: Prepara il corpo riducendo gradualmente l'assunzione di sostanze che possono sovraccaricare il fegato.

Azioni:

Eliminare alcol, caffeina, zuccheri raffinati, cibi fritti e processati.

Aumentare l'assunzione di acqua a 2,5 litri al giorno.

Consumare pasti leggeri a base di frutta, verdura, cereali integrali e proteine magre.

2.6.2 Fase di Disintossicazione Intensa (Giorni 3-5)

Colazione:

Succo "Purificazione Profonda"

Una porzione di avena integrale con frutti di bosco (facoltativo)

Spuntino di metà mattina:

Una manciata di mandorle crude

Pranzo:

Insalata mista con verdure a foglia verde, quinoa e semi di zucca

Spuntino pomeridiano:

Succo "Elisir Verde"

Cena:

Zuppa di verdure depurative (ad esempio, zuppa di carciofi e finocchio)

Prima di dormire:

Tisana al tarassaco o cardo mariano

2.6.3 Fase di Transizione (Giorni 6-7)

Obiettivo: Reintrodurre gradualmente altri alimenti nutrienti, mantenendo i benefici ottenuti.

Azioni:

Continuare a bere succhi una volta al giorno.

Reintrodurre proteine come pesce azzurro o legumi.

Mantenere elevato il consumo di verdure e cereali integrali.

2.7 Consigli Pratici per Massimizzare i Benefici

2.7.1 Idratazione

Bere acqua tiepida con limone al mattino per stimolare il sistema digestivo.

Mantenere un'assunzione costante di acqua durante il giorno per facilitare l'eliminazione delle tossine.

2.7.2 Attività Fisica Leggera

Yoga: Pose come la torsione spinale aiutano a massaggiare gli organi interni.

Camminata: Favorisce la circolazione e il metabolismo.

2.7.3 Tecniche di Rilassamento

Meditazione: Riduce lo stress, che può influire negativamente sul fegato.

Respirazione Profonda: Aiuta ad ossigenare il sangue e favorisce la detossificazione.

2.7.4 Bagni Detox

Bagni con Sali di Epsom: Il magnesio aiuta a rilassare i muscoli e favorisce l'eliminazione delle tossine attraverso la pelle.

2.8 Considerazioni Importanti

2.8.1 Personalizzazione

Ascoltare il proprio corpo: Ogni individuo reagisce in modo diverso; è importante adattare il programma in base alle proprie sensazioni.

Allergie e Intolleranze: Sostituire gli ingredienti che possono causare reazioni avverse.

2.8.2 Monitoraggio

Diario Alimentare: Tenere traccia dei succhi consumati e delle reazioni del corpo.

Sintomi di Allarme: Se si sperimentano sintomi intensi o prolungati, consultare un professionista della salute.

2.8.3 Sostenibilità

Abitudini a Lungo Termine: Integrare alcuni aspetti della disintossicazione nella routine quotidiana per mantenere i benefici nel tempo.

Varietà Alimentare: Assicurarsi di consumare una dieta equilibrata e ricca di diversi nutrienti.

2.9 Il Ruolo dell'Alimentazione nella Salute Epatica

2.9.1 Alimentazione Equilibrata

Macronutrienti Bilanciati: Proteine di qualità, grassi sani e carboidrati complessi.

Micronutrienti Essenziali: Vitamine del gruppo B, vitamina D, selenio e zinco.

2.9.2 Evitare Alimenti Dannosi

Grassi Saturi e Trans: Presenti in cibi fritti e processati, possono sovraccaricare il fegato.

Zuccheri Raffinati: Contribuiscono all'accumulo di grasso epatico.

2.9.3 Alimenti Funzionali per il Fegato

Te Verde: Ricco di catechine, ha proprietà antiossidanti.

Noci: Fonte di acidi grassi omega-3 e arginina.

Olio d'Oliva: Fornisce grassi sani che possono ridurre lo stress ossidativo.

2.10 Conclusione del Capitolo

La disintossicazione attraverso i succhi freschi è un metodo naturale ed efficace per supportare il fegato e migliorare la salute generale. Integrando specifici ingredienti nella propria dieta, è possibile stimolare le funzioni epatiche, promuovere l'eliminazione delle tossine e rigenerare le cellule del fegato. Tuttavia, è fondamentale adottare un approccio equilibrato, ascoltando il proprio corpo e personalizzando il percorso in base alle proprie esigenze.

Capitolo 3:

Succhi per Dimagrimento e Metabolismo

3.1 Introduzione alla Gestione del Peso tramite i Succhi

Nel panorama della nutrizione moderna, sempre più persone si rivolgono ai succhi freschi come un metodo naturale per supportare il dimagrimento e ottimizzare il metabolismo. A differenza di diete drastiche o privative, i succhi freschi permettono di integrare nutrienti essenziali, migliorare l'efficienza metabolica e promuovere un equilibrio energetico senza sacrificare la qualità della nutrizione. Non solo i succhi possono essere sazianti, ma sono anche un modo ideale per mantenere elevati livelli di energia e contrastare la fame nervosa, due fattori fondamentali per il successo nella gestione del peso.

3.2 Il Ruolo del Metabolismo nel Dimagrimento

3.2.1 Cos'è il Metabolismo?

Il metabolismo è l'insieme dei processi biochimici che il corpo utilizza per trasformare il cibo in energia. Un metabolismo efficiente permette di bruciare le calorie in modo ottimale, mentre un metabolismo rallentato può causare un accumulo di grasso corporeo, portando a un aumento di peso indesiderato.

Il metabolismo si compone principalmente di tre elementi:

Metabolismo Basale (MB): Energia necessaria per mantenere le funzioni vitali a riposo, come respirazione e circolazione.

Effetto Termico del Cibo (ETC): Calorie necessarie per digerire e metabolizzare i nutrienti.

Attività Fisica: Calorie bruciate durante l'esercizio e altre attività quotidiane.

3.2.2 Fattori che Influenzano il Metabolismo

Diversi fattori influenzano il tasso metabolico, tra cui:

Genetica: Alcune persone sono geneticamente predisposte a un metabolismo più rapido.

Età: Con l'età, il metabolismo tende a rallentare.

Composizione Corporea: Più muscoli possiede una persona, più alto sarà il suo metabolismo.

Dieta: La scelta di alimenti può avere un impatto significativo sul metabolismo. Alimenti ricchi di proteine e fibre, ad esempio, aumentano l'ETC.

I succhi freschi, se ben bilanciati, possono stimolare il metabolismo attraverso l'apporto di nutrienti che attivano il metabolismo cellulare, favoriscono la termogenesi e aiutano a mantenere elevata la sazietà, riducendo l'assunzione di calorie senza sacrificare i nutrienti essenziali.

3.3 Nutrienti e Ingredienti per Stimolare il Metabolismo e Bruciare Grassi

3.3.1 Vitamine del Gruppo B

Le vitamine del gruppo B sono essenziali per il metabolismo energetico. Questi micronutrienti aiutano il corpo a convertire carboidrati, proteine e grassi in energia. Le fonti di vitamina B includono ingredienti come spinaci, banane e avocado.

3.3.2 Proteine e Amminoacidi

Anche se i succhi non sono generalmente una fonte significativa di proteine, alcuni ingredienti come spinaci e cavolo nero forniscono quantità moderate di amminoacidi. Gli amminoacidi stimolano la termogenesi e aiutano a preservare la massa muscolare, essenziale per un metabolismo attivo.

3.3.3 Fibra Solubile

La fibra solubile, presente in mele, pere e cetrioli, rallenta la digestione, favorendo la sazietà e riducendo il picco glicemico dopo i pasti. La fibra contribuisce anche a un ambiente intestinale sano, supportando un microbioma bilanciato, che è stato associato a un metabolismo efficiente.

3.3.4 Composti Termogenici

Alcuni ingredienti, come lo zenzero e il peperoncino, hanno proprietà termogeniche che aumentano temporaneamente la temperatura corporea e accelerano il metabolismo. Incorporare questi ingredienti nei succhi può aiutare a bruciare calorie in modo più efficiente.

3.3.5 Antiossidanti e Polifenoli

Gli antiossidanti, come quelli presenti nei frutti di bosco e nelle mele, aiutano a contrastare lo stress ossidativo, che può rallentare il metabolismo. Inoltre, i polifenoli favoriscono il metabolismo dei grassi e migliorano la sensibilità all'insulina, rendendo il corpo più efficiente nell'uso dei carboidrati.

3.4 Ricette di Succhi per Dimagrimento e Accelerazione del Metabolismo

3.4.1 Succo "Attivatore Metabolico"

Ingredienti:

1 cetriolo

1 mela verde

1 manciata di spinaci

1 cm di radice di zenzero

1/2 limone (sbucciato)

1 pizzico di peperoncino in polvere

Preparazione:

Lavare e preparare tutti gli ingredienti.

Tagliare il cetriolo e la mela in pezzi adatti all'estrattore.

Passare tutti gli ingredienti nell'estrattore, alternando il cetriolo e gli spinaci per migliorare l'estrazione.

Aggiungere il peperoncino alla fine e mescolare bene.

Benefici: Questo succo è una combinazione di ingredienti termogenici e antiossidanti che aiutano a stimolare il metabolismo e a bruciare calorie. Il peperoncino aumenta la termogenesi, mentre la mela e il cetriolo apportano fibre solubili e antiossidanti.

3.4.2 Succo "Sazietà e Leggerezza"

Ingredienti:

2 pere

1 manciata di cavolo riccio (kale)

1/2 avocado

1 limone

1 cucchiaino di semi di chia (facoltativo)

Preparazione:

Lavare e tagliare le pere, il cavolo e il limone.

Passare gli ingredienti nell'estrattore, alternando per facilitare il flusso.

Aggiungere i semi di chia alla fine e lasciare riposare qualche minuto per farli gonfiare leggermente.

Benefici: Questo succo è ricco di fibre e grassi sani che favoriscono la sazietà e riducono la voglia di cibi calorici. I semi di chia apportano ulteriore fibra e favoriscono una digestione lenta, prolungando la sensazione di pienezza.

3.4.3 Succo "Brucia-Grassi Verace"

Ingredienti:

1 pompelmo rosa (sbucciato)

1 arancia (sbucciata)

1 limone

1 manciata di prezzemolo

1 cm di radice di curcuma

Preparazione:

Preparare tutti gli agrumi e tagliarli a pezzi.

Passare gli ingredienti nell'estrattore, iniziando con gli agrumi e aggiungendo il prezzemolo e la curcuma.

Mescolare e bere subito.

Benefici: Gli agrumi sono noti per le loro proprietà lipolitiche, cioè favoriscono la mobilizzazione e la combustione dei grassi. La curcuma aggiunge proprietà anti-infiammatorie, supportando il metabolismo in modo sano e bilanciato.

3.5 Consigli Pratici per Integrare i Succhi in una Dieta per il Dimagrimento

3.5.1 Quando Bere i Succhi per il Massimo Effetto

A stomaco vuoto: Bere i succhi al mattino, appena svegli, favorisce un rapido assorbimento dei nutrienti e stimola il metabolismo.

Come spuntino tra i pasti: I succhi possono essere una valida alternativa a snack calorici, contribuendo a mantenere stabile il livello di zuccheri nel sangue.

Dopo l'esercizio fisico: Dopo l'attività fisica, un succo ricco di nutrienti aiuta a ripristinare l'energia e a stimolare il recupero muscolare.

3.5.2 Combinare i Succhi con una Dieta Equilibrata

Per ottenere il massimo beneficio, è importante integrare i succhi con una dieta bilanciata che includa proteine magre, grassi sani e carboidrati complessi. I succhi possono essere usati come complemento per garantire un apporto elevato di micronutrienti, ma non devono sostituire completamente i pasti solidi, che forniscono proteine e fibre essenziali.

3.6 Programma Settimanale di Dimagrimento con i Succhi

Giorni 1-3: Fase di Adattamento

Colazione: Succo "Attivatore Metabolico" e una porzione di avena integrale.

Pranzo: Insalata ricca di verdure a foglia verde con una fonte di proteine (es. petto di pollo o legumi).

Spuntino: Succo "Sazietà e Leggerezza".

Cena: Verdure cotte al vapore con una piccola porzione di cereali integrali (come quinoa o riso integrale).

Giorni 4-5: Fase di Accelerazione

Colazione: Succo "Brucia-Grassi Verace" e frutta fresca.

Pranzo: Verdure grigliate con una fonte di proteine magre.

Spuntino: Una manciata di noci o frutta secca.

Cena: Zuppa leggera di verdure e una fetta di pane integrale.

Giorni 6-7: Fase di Mantenimento

Colazione: Frullato proteico con frutti di bosco e verdure a foglia verde.

Pranzo: Insalata completa con carboidrati integrali e proteine.

Spuntino: Succo "Sazietà e Leggerezza" o uno yogurt naturale.

Cena: Cena leggera con verdure fresche e proteine, come pesce o tofu.

3.7 Errori Comuni e Come Evitarli

Abuso di zuccheri naturali: Alcuni frutti, come l'ananas o le banane, sono ricchi di zuccheri naturali. Evitare di eccedere con questi ingredienti, per non compromettere il bilancio calorico.

Succhi come sostituti di pasti principali: I succhi sono integratori, non sostituti completi di pasti. Assicurarsi di consumare anche proteine e grassi per mantenere stabile il metabolismo.

Non bere abbastanza acqua: I succhi non sostituiscono l'assunzione di acqua. Mantenere un'adeguata idratazione è essenziale per la salute e per favorire il dimagrimento.

3.8 Conclusione del Capitolo

I succhi per il dimagrimento e il metabolismo sono uno strumento potente, se usati correttamente e in modo bilanciato. Forniscono un apporto di nutrienti che supportano la funzione metabolica, riducono la fame nervosa e migliorano l'efficienza del corpo nel bruciare calorie. Seguendo le ricette e i consigli di questo capitolo, il lettore avrà a disposizione una guida completa per integrare i succhi nella propria routine, migliorando sia la forma fisica che il benessere generale.

Capitolo 4:

Succhi per Potenziare il Sistema Immunitario

4.1 Introduzione al Sistema Immunitario e ai Benefici dei Succhi

Il sistema immunitario è la linea di difesa del nostro corpo contro virus, batteri e altri agenti patogeni. Un sistema immunitario sano ci protegge da infezioni, malattie e infiammazioni croniche. Tuttavia, fattori come lo stress, un'alimentazione squilibrata e l'esposizione a tossine ambientali possono indebolirlo, rendendoci più vulnerabili alle malattie.

I succhi freschi possono svolgere un ruolo importante nel supporto e nel potenziamento delle difese immunitarie. Ricchi di vitamine, antiossidanti e fitonutrienti, i succhi aiutano a combattere i radicali liberi, riducono l'infiammazione e migliorano la capacità del corpo di rispondere agli agenti patogeni. Consumare succhi specifici per il sistema immunitario è una scelta intelligente per chiunque desideri rafforzare la propria salute e ridurre il rischio di malattie.

4.2 Nutrienti Chiave per un Sistema Immunitario Forte

4.2.1 Vitamina C

La vitamina C è uno dei nutrienti più importanti per il sistema immunitario. Favorisce la produzione di globuli bianchi, che sono essenziali per combattere le infezioni, e ha un effetto antiossidante che protegge le cellule immunitarie dallo stress ossidativo.

Fonti: Arance, limoni, kiwi, peperoni rossi e verdi, fragole.

4.2.2 Vitamina A e Beta-Carotene

La vitamina A aiuta a mantenere l'integrità delle mucose, che fungono da barriera contro gli agenti patogeni. Il beta-carotene, un precursore della vitamina A, contribuisce a rafforzare il sistema immunitario e a migliorare la funzione delle cellule T, un tipo di globulo bianco coinvolto nella risposta immunitaria.

Fonti: Carote, zucca, spinaci, patate dolci.

4.2.3 Vitamina D

La vitamina D è essenziale per l'attivazione delle difese immunitarie. Supporta la funzione dei macrofagi e dei linfociti T, che sono fondamentali per identificare e combattere gli agenti patogeni.

Fonti: Esporsi alla luce solare è la fonte principale, ma può essere integrata con succo d'arancia fortificato e funghi esposti alla luce UV.

4.2.4 Zinco

Lo zinco è un minerale essenziale per la produzione di globuli bianchi e per la risposta immunitaria. Aiuta a ridurre la durata delle infezioni e migliora la risposta del corpo contro batteri e virus.

Fonti: Semi di zucca, spinaci, zenzero.

4.2.5 Antiossidanti e Fitonutrienti

Gli antiossidanti combattono i radicali liberi, che possono danneggiare le cellule e indebolire il sistema immunitario.

I fitonutrienti, presenti principalmente nei vegetali, hanno effetti antinfiammatori e antimicrobici.

Fonti: Bacche, melagrana, broccoli, cavolo riccio, curcuma, aglio.

4.3 Ingredienti Potenti per il Supporto Immunitario nei Succhi

4.3.1 Zenzero

Proprietà: Ha proprietà antinfiammatorie e antimicrobiche, che aiutano a rafforzare le difese immunitarie. Lo zenzero è anche utile per alleviare i sintomi delle infezioni respiratorie.

Uso nei succhi: Aggiungere 1 cm di radice di zenzero per una carica immunitaria.

4.3.2 Curcuma

Proprietà: Contiene curcumina, un potente antiossidante con proprietà antinfiammatorie e immunomodulanti.

Uso nei succhi: Utilizzare la radice fresca di curcuma per massimizzare i benefici. Aggiungere una piccola quantità di pepe nero per aumentare la biodisponibilità della curcumina.

4.3.3 Aglio

Proprietà: Ricco di composti solforati, l'aglio ha proprietà antimicrobiche e antifungine che aiutano a proteggere l'organismo dalle infezioni.

Uso nei succhi: Una piccola quantità di aglio fresco può essere aggiunta ai succhi; il sapore può essere forte, ma i benefici per il sistema immunitario sono significativi.

4.3.4 Frutti di Bosco

Proprietà: I frutti di bosco, come mirtilli, more e lamponi, sono ricchi di antociani, che supportano la funzione immunitaria e riducono l'infiammazione.

Uso nei succhi: Possono essere aggiunti come ingredienti principali o come dolcificante naturale per altri succhi.

4.4 Ricette di Succhi per Rafforzare il Sistema Immunitario

4.4.1 Succo "Scudo Vitale"

Ingredienti:

2 arance

1 limone

1 kiwi

1 cm di radice di zenzero

1 cm di radice di curcuma fresca

Preparazione:

Lavare e sbucciare gli agrumi.

Tagliare il kiwi e le radici in pezzi adatti all'estrattore.

Passare tutti gli ingredienti nell'estrattore, alternando le arance e lo zenzero.

Mescolare e consumare immediatamente.

Benefici: Questo succo è una combinazione ricca di vitamina C e antiossidanti, ideale per proteggere il corpo da infezioni stagionali e raffreddori. Lo zenzero e la curcuma aggiungono proprietà antinfiammatorie.

4.4.2 Succo "Difesa Verde"

Ingredienti:

1 manciata di cavolo riccio (kale)

1 manciata di spinaci

1 cetriolo

1 mela verde

1 cm di radice di zenzero

Succo di 1/2 limone

Preparazione:

Lavare tutti gli ingredienti e tagliarli in pezzi.

Passare gli ingredienti nell'estrattore, iniziando con le verdure a foglia verde.

Aggiungere il succo di limone alla fine e mescolare.

Benefici: Ricco di clorofilla, vitamina C e zinco, questo succo supporta il sistema immunitario e contribuisce a mantenere un ambiente alcalino nel corpo, riducendo l'infiammazione.

4.4.3 Succo "Energizzante Antiossidante"

Ingredienti:

1 tazza di frutti di bosco misti (mirtilli, more, lamponi)

1 melagrana (solo i chicchi)

1 mela

1 cm di radice di zenzero

Preparazione:

Lavare e preparare i frutti di bosco e la mela.

Passare i frutti e la radice di zenzero nell'estrattore.

Mescolare bene e consumare immediatamente.

Benefici: Questo succo è un concentrato di antiossidanti, che proteggono le cellule dallo stress ossidativo e migliorano la capacità del sistema immunitario di rispondere agli agenti patogeni.

4.5 Suggerimenti per Ottimizzare l'Immunità con i Succhi

4.5.1 Bere i Succhi a Stomaco Vuoto

Assumere i succhi a stomaco vuoto consente di massimizzare l'assorbimento dei nutrienti, permettendo al corpo di utilizzarli immediatamente per supportare le difese immunitarie.

4.5.2 Consumare i Succhi Subito Dopo la Preparazione

I nutrienti nei succhi freschi si degradano rapidamente. Consumare i succhi immediatamente dopo la preparazione garantisce che il corpo riceva il massimo apporto di vitamine e antiossidanti.

4.5.3 Integrare Alimenti Ricchi di Fibre

Anche se i succhi sono un ottimo modo per assumere nutrienti, non bisogna trascurare l'importanza delle fibre. Consumare una dieta ricca di fibre favorisce un microbioma intestinale sano, essenziale per un sistema immunitario forte.

4.5.4 Evitare Zuccheri Aggiunti

L'eccesso di zuccheri, anche naturali, può compromettere il sistema immunitario. Limitare l'uso di frutti troppo zuccherini nei succhi e bilanciare con verdure a basso contenuto di zuccheri è una scelta ideale per un supporto immunitario ottimale.

4.6 Programma Settimanale di Succhi per il Supporto Immunitario

Giorni 1-3: Fase di Potenziamento Immunitario

Colazione: Succo "Scudo Vitale" e una manciata di noci.

Spuntino di metà mattina: Frutta fresca, come kiwi o arancia.

Pranzo: Insalata ricca di verdure colorate e una porzione di proteine magre.

Spuntino pomeridiano: Succo "Difesa Verde".

Cena: Zuppa di verdure e una fetta di pane integrale.

Giorni 4-5: Fase di Mantenimento

Colazione: Succo "Energizzante Antiossidante" e un frullato di proteine vegetali.

Pranzo: Piatti a base di legumi e cereali integrali, ricchi di fibre.

Cena: Verdure cotte al vapore e una porzione di proteine magre (pesce, tofu).

4.7 Consigli Aggiuntivi per Rafforzare il Sistema Immunitario

4.7.1 Dormire a Sufficienza

Il sonno è essenziale per la rigenerazione del sistema immunitario. Un sonno insufficiente compromette la capacità del corpo di rispondere alle infezioni.

4.7.2 Ridurre lo Stress

Lo stress cronico riduce l'efficacia del sistema immunitario. Tecniche come la meditazione, la respirazione profonda e lo yoga possono aiutare a mantenere lo stress sotto controllo.

4.7.3 Mantenere una Buona Igiene

Praticare una buona igiene, come il lavaggio frequente delle mani, può ridurre il rischio di contrarre infezioni, specialmente in periodi di epidemie influenzali.

4.8 Conclusione del Capitolo

Questo capitolo ha fornito al lettore una panoramica completa su come i succhi possano essere utilizzati per rafforzare il sistema immunitario.

I succhi specifici, ricchi di vitamine, minerali e antiossidanti, possono svolgere un ruolo fondamentale nel mantenere il corpo in uno stato di salute ottimale e nel migliorare la capacità del sistema immunitario di contrastare infezioni e malattie. Con le ricette e i suggerimenti pratici forniti, il lettore ha ora gli strumenti necessari per integrare i succhi nella propria routine e mantenere un sistema immunitario forte.

Capitolo 5:

Guida per Principianti

5.1 Introduzione alla Preparazione dei Succhi

Per chi si avvicina per la prima volta al mondo dei succhi, conoscere le basi è fondamentale per ottenere i migliori risultati in termini di sapore e benefici per la salute. Questo capitolo è pensato per aiutare il lettore a fare le scelte giuste e a sviluppare una routine semplice e sostenibile, imparando a utilizzare ingredienti freschi e di qualità e a preparare succhi ricchi di nutrienti.

5.2 Scelta degli Strumenti: Estrattore vs. Centrifuga

Quando si tratta di preparare succhi freschi, esistono due strumenti principali: l'estrattore e la centrifuga. La scelta tra i due dipende dalle preferenze personali, dal tipo di ingredienti utilizzati e dal risultato desiderato.

5.2.1 Estrattore

L'estrattore utilizza una vite senza fine per schiacciare e spremere gli ingredienti, separando delicatamente il succo dalla polpa. Questo processo avviene a bassa velocità e produce meno calore, preservando meglio vitamine, enzimi e antiossidanti.

Pro: Mantiene intatti i nutrienti e produce un succo più denso e ricco.

Contro: È più lento e spesso più costoso rispetto alla centrifuga.

5.2.2 Centrifuga

La centrifuga utilizza una lama ad alta velocità per triturare gli ingredienti, separando poi il succo dalla polpa grazie alla forza centrifuga. Questo metodo è più veloce, ma genera più calore e può degradare alcuni nutrienti sensibili.

Pro: Rapida ed economica, ideale per preparare succhi di frutta e verdura in tempi ridotti.

Contro: Riduce la quantità di nutrienti e produce una consistenza più liquida.

5.2.3 Altri Strumenti Utili

Colino a maglia fine: Per filtrare ulteriormente il succo e ottenere una consistenza più liscia.

Spremiagrumi manuale: Ideale per agrumi, facile da usare e da pulire.

Tagliere e coltello affilato: Per preparare gli ingredienti prima di passarli nell'estrattore o nella centrifuga.

5.3 Scelta degli Ingredienti: Freschezza e Qualità

Per ottenere i migliori benefici dai succhi, è fondamentale utilizzare ingredienti freschi e di qualità. Ecco alcune linee guida su come scegliere frutta e verdura adatta alla spremitura.

5.3.1 Preferire Prodotti di Stagione

I prodotti di stagione sono generalmente più nutrienti e gustosi rispetto a quelli fuori stagione. Inoltre, sono spesso più economici e sostenibili, poiché non richiedono trasporti o conservazione eccessiva.

5.3.2 Scegliere Ingredienti Biologici

Gli ingredienti biologici sono privi di pesticidi e sostanze chimiche nocive che possono ridurre il valore nutritivo dei succhi e rappresentare un rischio per la salute. Quando possibile, scegliere prodotti biologici, soprattutto per alimenti che non possono essere sbucciati, come bacche e verdure a foglia verde.

5.3.3 Conservare gli Ingredienti in Modo Adeguato

Una corretta conservazione è essenziale per mantenere la freschezza e il valore nutritivo di frutta e verdura. Gli ortaggi a foglia verde, ad esempio, dovrebbero essere conservati in frigorifero in sacchetti traspiranti, mentre frutta come mele e banane possono essere conservate a temperatura ambiente.

5.4 Tecniche di Preparazione per Massimizzare i Benefici

La preparazione degli ingredienti è un passaggio importante per ottenere succhi di qualità. Vediamo alcune tecniche utili per massimizzare il contenuto nutrizionale dei succhi e renderli più saporiti.

5.4.1 Lavaggio e Pulizia

Lavare accuratamente tutti gli ingredienti è fondamentale per rimuovere eventuali residui di terra, pesticidi o altri contaminanti. Per frutta e verdura con buccia dura, come mele o cetrioli, può essere utile utilizzare una spazzola per ortaggi.

5.4.2 Tagliare in Pezzi Adeguati

Tagliare gli ingredienti in pezzi delle dimensioni giuste facilita il lavoro dell'estrattore o della centrifuga e riduce il rischio di inceppamenti. Frutti grandi come mele o arance dovrebbero essere divisi in quarti, mentre ortaggi come carote e cetrioli possono essere tagliati in segmenti di circa 5-6 cm.

5.4.3 Alternare gli Ingredienti

Alternare gli ingredienti durante la spremitura aiuta a ottenere un succo più equilibrato e permette agli ingredienti più fibrosi di essere processati meglio. Ad esempio, alternare verdure a foglia verde con frutti succosi come mele o arance.

5.5 Conservazione dei Succhi: Quanto è Importante la Freschezza

Uno dei principali vantaggi dei succhi freschi è l'alta concentrazione di nutrienti biodisponibili. Tuttavia, i succhi fatti in casa non contengono conservanti e i nutrienti iniziano a degradarsi rapidamente. Ecco alcune linee guida per conservare correttamente i succhi.

5.5.1 Consumare Immediatamente

La soluzione migliore è bere i succhi appena preparati, poiché in questo modo si massimizza l'assorbimento dei nutrienti. La vitamina C, ad esempio, è particolarmente sensibile all'ossidazione e può degradarsi entro poche ore dalla spremitura.

5.5.2 Conservare in Contenitori Ermetici

Se è necessario conservare il succo, utilizzare contenitori di vetro ermetici e riempirli fino all'orlo per ridurre al minimo l'esposizione all'aria. I succhi possono essere conservati in frigorifero fino a 24 ore, ma il loro valore nutrizionale diminuirà con il passare del tempo.

5.5.3 Aggiungere Limone o Lime

Il succo di limone o lime contiene antiossidanti naturali che possono aiutare a preservare la freschezza del succo. Aggiungere qualche goccia di limone o lime può prolungare leggermente la durata di conservazione e migliorare il gusto.

5.6 Consigli per Creare Succhi Equilibrati e Saporiti

Per chi è nuovo nel mondo dei succhi, bilanciare sapore e nutrizione può essere una sfida. Ecco alcune regole pratiche per creare succhi gustosi e benefici per la salute.

5.6.1 Seguire la Regola del 80/20

Per ottenere un succo bilanciato e non troppo dolce, è utile seguire la regola dell'80/20: utilizzare l'80% di verdure e il 20% di frutta. Questo riduce il contenuto di zuccheri naturali, mantenendo un buon apporto di nutrienti e antiossidanti.

5.6.2 Aggiungere Agrumi per un Gusto Fresco

Gli agrumi, come limoni, lime e arance, aggiungono una nota di freschezza e mascherano eventuali sapori amari o terrosi, soprattutto quando si utilizzano verdure a foglia verde.

5.6.3 Sperimentare con le Spezie

Le spezie come lo zenzero, la curcuma e la cannella non solo migliorano il gusto, ma aggiungono anche proprietà benefiche. Lo zenzero e la curcuma hanno effetti antinfiammatori, mentre la cannella può aiutare a regolare il livello di zuccheri nel sangue.

5.7 Errori Comuni da Evitare per i Principianti

5.7.1 Eccesso di Frutta

Utilizzare troppa frutta nei succhi può rendere il succo eccessivamente dolce e aumentare l'apporto di zuccheri. Anche se sono zuccheri naturali, un consumo eccessivo può interferire con il bilanciamento degli zuccheri nel sangue.

5.7.2 Non Lavare Adeguatamente gli Ingredienti

Un errore comune è non lavare correttamente frutta e verdura, rischiando di introdurre nel succo pesticidi o altri contaminanti. Prendersi il tempo per una pulizia accurata è fondamentale per preparare un succo sano.

5.7.3 Non Considerare l'Equilibrio dei Sapori

Un buon succo dovrebbe avere un equilibrio di sapori. Per ottenere un gusto gradevole, evitare di utilizzare troppe verdure amare o terrose insieme senza bilanciarle con frutta o spezie.

5.8 Benefici di una Routine di Succhi e Come Svilupparla

Creare una routine di succhi significa integrare un'abitudine salutare nella vita quotidiana, che offre benefici sia a breve che a lungo termine.

5.8.1 Scegliere un Momento della Giornata per il Succo

Trovare un momento della giornata per bere un succo è utile per mantenere la costanza. Molti preferiscono bere succhi al mattino, per iniziare la giornata con energia e favorire l'assorbimento dei nutrienti.

5.8.2 Pianificare in Anticipo

Pianificare i succhi in anticipo facilita l'organizzazione e permette di acquistare gli ingredienti necessari senza sprechi. È utile preparare una lista della spesa settimanale basata sulle ricette di succhi che si intende fare.

5.8.3 Variare gli Ingredienti

Per massimizzare i benefici, è importante variare gli ingredienti e non bere sempre gli stessi tipi di succhi. Ogni frutto e verdura offre nutrienti unici, e una dieta variata aiuta a soddisfare le esigenze nutrizionali del corpo.

5.9 Sperimentare e Personalizzare

Preparare i propri succhi è un'esperienza che può essere personalizzata in base ai gusti e alle esigenze individuali. Per chi ama sperimentare, provare nuove combinazioni di ingredienti o aggiungere superfoods come la spirulina o i semi di chia può rendere i succhi ancora più nutrienti.

5.10 Conclusione del Capitolo

Questa guida per principianti ha coperto tutti i passaggi necessari per iniziare con successo a preparare e gustare succhi freschi. Dalla scelta dell'attrezzatura alla selezione degli ingredienti, il lettore ora ha una solida base per creare succhi sani e gustosi. I succhi possono essere un'aggiunta versatile e nutriente alla dieta quotidiana, e sviluppare una routine con queste bevande fresche è un investimento nel proprio benessere a lungo termine.

Capitolo 6:

Piano Completo di 6 Mesi per una Dieta di Succhi Salutare

6.1 Introduzione al Piano di 6 Mesi

Un percorso di sei mesi per una dieta basata sui succhi freschi può portare enormi benefici per la salute, migliorando l'energia, l'equilibrio del peso, la chiarezza mentale e la funzione immunitaria. Questo piano è pensato per aiutare il lettore a sviluppare un'abitudine duratura e sostenibile, integrando gradualmente i succhi freschi nella vita quotidiana e seguendo un percorso che massimizzi i benefici.

6.2 Struttura del Programma in 3 Fasi

Il programma è suddiviso in tre fasi principali:

Fase di Disintossicazione (Mese 1): Un mese dedicato a purificare il corpo dalle tossine accumulate e a preparare il terreno per l'assorbimento ottimale dei nutrienti.

Fase di Nutrizione Intensiva (Mesi 2-4): Tre mesi in cui il focus è sull'ottimizzazione dell'apporto di nutrienti, con succhi specifici per supportare diversi sistemi del corpo.

Fase di Mantenimento e Bilanciamento (Mesi 5-6): Gli ultimi due mesi, in cui il lettore apprende come mantenere i risultati ottenuti e bilanciare i succhi con una dieta varia e sostenibile.

6.3 Fase di Disintossicazione (Mese 1)

Durante questa fase, il corpo viene preparato per il percorso, liberandosi di tossine che possono sovraccaricare gli organi. I succhi in questa fase sono progettati per sostenere la funzione epatica, renale e intestinale.

Obiettivi principali:

Ridurre l'assunzione di alimenti trasformati e zuccheri.

Aumentare l'assunzione di liquidi e fibre per promuovere l'eliminazione delle tossine.

Sostenere il fegato e i reni, principali organi di disintossicazione.

Settimana 1-2: Introduzione alla Disintossicazione

Colazione: Succo "Purificazione Profonda" (con carciofo, barbabietola, limone e curcuma).

Pranzo: Piatto equilibrato a base di cereali integrali e verdure fresche.

Spuntino pomeridiano: Succo "Elisir Verde" (kale, cetriolo, sedano, mela verde).

Cena: Zuppa leggera di verdure e proteine magre (come legumi o tofu).

Settimana 3-4: Potenziamento della Disintossicazione

Colazione: Succo "Scudo Vitale" (arance, limone, zenzero, curcuma).

Pranzo: Insalata ricca di verdure a foglia verde e semi.

Spuntino pomeridiano: Succo "Difesa Verde" (spinaci, mela, limone, zenzero).

Cena: Verdure cotte al vapore con cereali integrali (come quinoa o riso integrale).

Consigli aggiuntivi:

Bere almeno 2,5 litri di acqua al giorno.

Integrare attività fisica leggera, come camminate o yoga, per favorire la circolazione e il metabolismo.

6.4 Fase di Nutrizione Intensiva (Mesi 2-4)

In questa fase, il focus è sull'apporto di nutrienti mirati per sostenere energia, vitalità e benessere generale. I succhi in questa fase contengono una combinazione di ingredienti ricchi di vitamine, minerali e antiossidanti.

Obiettivi principali:

Ottimizzare l'assorbimento di nutrienti con succhi specifici per l'energia e la rigenerazione cellulare.

Supportare l'equilibrio ormonale e migliorare la digestione.

Rafforzare il sistema immunitario e migliorare la funzione cognitiva.

Mese 2: Succhi per l'Energia e il Metabolismo

Colazione: Succo "Attivatore Metabolico" (con cetriolo, mela verde, zenzero, limone).

Spuntino di metà mattina: Una manciata di frutta secca, come mandorle o noci.

Pranzo: Piatto ricco di proteine magre e carboidrati complessi (come quinoa o patate dolci).

Spuntino pomeridiano: Succo "Brucia-Grassi Verace" (pompelmo, arancia, limone, prezzemolo).

Cena: Verdure grigliate o cotte al vapore con una piccola porzione di cereali integrali.

Mese 3: Succhi per il Sistema Immunitario e la Digestione

Colazione: Succo "Scudo Vitale" con arance, kiwi e zenzero.

Spuntino di metà mattina: Frutta fresca e semi di chia.

Pranzo: Insalata di verdure e proteine come legumi o pollo alla griglia.

Spuntino pomeridiano: Succo "Difesa Verde" con cavolo riccio, cetriolo e limone.

Cena: Zuppa leggera di verdure, con una fonte proteica magra (pesce o tofu).

Mese 4: Succhi per la Rigenerazione e la Pelle

Colazione: Succo "Energizzante Antiossidante" (frutti di bosco, melagrana, mela).

Spuntino di metà mattina: Yogurt greco con una manciata di noci.

Pranzo: Verdure a foglia verde con una fonte proteica e grassi sani (es. avocado).

Spuntino pomeridiano: Succo "Difesa Verde" con spinaci, cetriolo e mela.

Cena: Zuppa di verdure fresche e proteine magre.

6.5 Fase di Mantenimento e Bilanciamento (Mesi 5-6)

Durante la fase di mantenimento, l'obiettivo è consolidare i risultati ottenuti e imparare a bilanciare l'apporto di nutrienti attraverso una dieta varia e sostenibile. In questa fase, i succhi diventano un complemento alla dieta piuttosto che una componente principale.

Obiettivi principali:

Mantenere l'equilibrio del peso e l'energia ottenuti nelle fasi precedenti.

Rafforzare le difese immunitarie per una salute a lungo termine.

Introdurre una dieta equilibrata con una varietà di nutrienti, integrando i succhi come supporto.

Mese 5: Transizione verso una Dieta Equilibrata

Colazione: Succo "Sazietà e Leggerezza" (pere, cavolo riccio, avocado).

Spuntino di metà mattina: Frutta fresca, come mele o pere.

Pranzo: Piatto equilibrato con verdure, cereali integrali e proteine.

Spuntino pomeridiano: Succo "Brucia-Grassi Verace".

Cena: Piatto ricco di verdure cotte e una fonte proteica.

Mese 6: Routine Equilibrata e Sostenibile

Colazione: Succo verde a base di verdure a foglia e agrumi.

Pranzo: Insalata mista con proteine e semi di girasole o zucca.

Spuntino: Frutta fresca o frutta secca.

Cena: Cena leggera con verdure, cereali integrali e proteine magre.

6.6 Consigli Pratici per Sostenere il Programma a Lungo Termine

6.6.1 Preparare gli Ingredienti in Anticipo

Avere una pianificazione settimanale e preparare gli ingredienti in anticipo può facilitare la costanza nel seguire il programma. Tagliare e conservare le verdure in contenitori ermetici in frigorifero aiuta a risparmiare tempo.

6.6.2 Monitorare i Progressi

Tenere un diario alimentare e di benessere permette di monitorare i progressi e di adattare il programma in base alle necessità personali. Segnare eventuali miglioramenti nell'energia, nella qualità del sonno e nella pelle può essere motivante.

6.6.3 Integrare Attività Fisica e Tecniche di Rilassamento

Un programma di succhi è ancora più efficace se combinato con una routine di esercizio fisico e tecniche di rilassamento come lo yoga o la meditazione. L'attività fisica favorisce la circolazione e l'eliminazione delle tossine, mentre la meditazione riduce lo stress, proteggendo il sistema immunitario.

6.7 Adattare il Programma alle Esigenze Personali

Ogni persona è diversa, e quindi è importante adattare il programma di succhi alle proprie esigenze. Per chi ha specifiche necessità di salute, è consigliabile consultare un professionista per personalizzare ulteriormente il piano.

6.8 Conclusione del Capitolo

Questo piano completo di sei mesi è progettato per guidare il lettore attraverso un percorso di benessere e salute, utilizzando i succhi come strumenti per migliorare l'energia, l'immunità e la vitalità. Seguendo ogni fase con impegno e costanza, il lettore avrà gli strumenti per adottare una routine sostenibile che porterà benefici duraturi, trasformando la dieta in un potente alleato per il benessere globale.

Capitolo 7:

Conclusioni e Benefici a Lungo Termine dei Succhi

7.1 Riflessione sui Benefici dei Succhi per la Salute

Dalla disintossicazione al supporto immunitario, dall'ottimizzazione del metabolismo alla gestione del peso, i succhi freschi hanno dimostrato di essere uno strumento versatile e potente per migliorare il benessere complessivo. Attraverso l'assunzione quotidiana di nutrienti essenziali, vitamine, minerali e antiossidanti, il corpo può trarre grandi benefici, sia nell'immediato che nel lungo termine. Il percorso proposto in questo libro ha guidato il lettore attraverso un programma completo, mostrando come integrare i succhi nella dieta e come trarne il massimo vantaggio.

7.2 I Benefici a Lungo Termine di una Routine di Succhi

Quando i succhi freschi diventano parte integrante della dieta, i benefici che si ottengono possono perdurare a lungo. Ecco alcuni dei principali effetti positivi che una routine di succhi può portare nel tempo:

Migliore Funzione Digestiva: I succhi supportano la digestione e promuovono la salute dell'intestino, migliorando l'assimilazione dei nutrienti.

Elevati Livelli di Energia: Grazie ai nutrienti facilmente assimilabili, il corpo mantiene livelli di energia costanti, riducendo la stanchezza e migliorando la concentrazione.

Pelle Più Luminosa: Gli antiossidanti e i nutrienti contenuti nei succhi freschi aiutano a mantenere la pelle giovane e luminosa, combattendo i radicali liberi e migliorando l'idratazione.

Sistema Immunitario Rafforzato: Le vitamine e i minerali nei succhi supportano e rafforzano il sistema immunitario, riducendo la suscettibilità a infezioni e malattie stagionali.

Equilibrio del Peso: I succhi favoriscono la sazietà, riducono la voglia di cibi non salutari e supportano un metabolismo sano, facilitando il mantenimento del peso corporeo ideale.

7.3 Come Mantenere una Routine di Succhi Sostenibile

Per garantire che i succhi rimangano una parte della dieta quotidiana nel lungo termine, è essenziale sviluppare una routine sostenibile, che sia flessibile e adatta allo stile di vita di ciascuno.

7.3.1 Pianificazione Settimanale

Pianificare i succhi per la settimana permette di risparmiare tempo e di avere sempre a disposizione gli ingredienti necessari. Stilare una lista della spesa basata sulle ricette preferite consente di evitare sprechi e di variare i nutrienti.

7.3.2 Alternare gli Ingredienti

Alternare gli ingredienti nei succhi è importante per garantire un apporto vario di nutrienti. Ogni frutto e verdura ha benefici unici, e alternare gli ingredienti permette di massimizzare i benefici nutrizionali e di evitare l'abitudine a un singolo gusto.

7.3.3 Adattare la Routine a Seconda delle Stagioni

Seguire la stagionalità degli ingredienti non solo offre benefici nutrizionali, ma rende la routine più sostenibile. Frutta e verdura di stagione sono più fresche, nutrienti e spesso più economiche, garantendo succhi di alta qualità.

7.4 Consigli per Continuare a Sperimentare e Personalizzare

Uno degli aspetti più piacevoli del preparare succhi è la possibilità di sperimentare con combinazioni e sapori diversi. Personalizzare le ricette in base ai propri gusti o esigenze nutrizionali mantiene la routine interessante e varia.

Aggiungere Superfoods: Per aumentare ulteriormente il valore nutrizionale dei succhi, è possibile aggiungere superfoods come spirulina, semi di chia, zenzero o curcuma.

Modificare le Quantità: Chi desidera succhi più densi può ridurre la quantità di frutta succosa, mentre chi preferisce un sapore più leggero può diluire i succhi con acqua o tè verde.

Sperimentare con Spezie e Erbe: Zenzero, menta, basilico e cannella sono solo alcuni degli ingredienti che possono essere aggiunti per arricchire il gusto e aumentare i benefici.

7.5 Come Affrontare le Sfide Comuni e Mantenere la Motivazione

Mantenere una routine di succhi può presentare alcune sfide, come la mancanza di tempo o la difficoltà nel variare le ricette. Ecco alcuni consigli per superare queste difficoltà e mantenere alta la motivazione.

Preparare in Anticipo: Tagliare e conservare gli ingredienti in frigorifero permette di risparmiare tempo al momento della preparazione.

Iniziare con Ricette Semplici: Per chi è alle prime armi o ha poco tempo, iniziare con ricette semplici e con pochi ingredienti può facilitare la routine.

Monitorare i Progressi: Tenere traccia dei benefici ottenuti con i succhi, come un aumento dell'energia o miglioramenti nella pelle, può essere un incentivo per continuare.

7.6 Mantenere un Approccio Flessibile

La routine dei succhi non deve essere rigida. Ci saranno giorni in cui sarà difficile preparare un succo fresco, ed è importante accettare queste situazioni senza demoralizzarsi. L'obiettivo è costruire un'abitudine a lungo termine che possa essere adattata alle esigenze quotidiane, senza creare stress o pressioni.

7.7 Conclusione del Libro: Un Invito alla Salute e al Benessere

Questo percorso attraverso il mondo dei succhi freschi ha offerto al lettore una guida completa e metodica per trasformare la propria salute. Attraverso ricette, programmi e consigli, il lettore ha ora gli strumenti per integrare i succhi nella vita quotidiana e per trarre i massimi benefici da questa abitudine sana. I succhi sono molto più di una bevanda; sono un potente strumento per nutrire il corpo, migliorare il benessere e aumentare la vitalità.

7.8 Un Ultimo Consiglio: Ascoltare il Proprio Corpo

Il viaggio verso una salute ottimale è personale e unico per ciascuno. Ascoltare il proprio corpo è essenziale per comprendere quali ingredienti e combinazioni funzionano meglio, quali momenti della giornata sono più adatti per i succhi e come adattare la routine alle proprie esigenze. Sperimentare e adattare il percorso in base alle proprie sensazioni e preferenze permette di costruire una routine che duri nel tempo e che porti benefici profondi e duraturi.

Sezione Completa di

Ricette

1. Succhi per la Disintossicazione e il Supporto del Fegato

Questi succhi sono formulati per stimolare la detossificazione epatica e supportare l'eliminazione delle tossine.

Purificazione Profonda

Ingredienti: 2 carciofi, 1 barbabietola, 1 mela verde, 1 limone, 1 cm di curcuma fresca, 1 cm di zenzero

Elisir Verde

Ingredienti: 2 foglie di kale, 1 cetriolo, 1 gambo di sedano, 1 mela verde, 1 limone, 1 cm di zenzero

Disintossicante Tropicale

Ingredienti: 1 tazza di ananas, 1 mela verde, 1 lime, 1/2 cetriolo

Ricarica del Fegato

Ingredienti: 1 tazza di cavolo riccio, 1 mela, 1/2 limone, 1 gambo di sedano, 1 cm di zenzero

Succo "Pulizia Completa"

Ingredienti: 1 cetriolo, 1 tazza di prezzemolo, 1 limone, 1 mela verde, 1 cm di curcuma

2. Succhi per il Metabolismo e il Dimagrimento

Queste ricette sono formulate per stimolare il metabolismo, ridurre la fame e sostenere la gestione del peso.

Attivatore Metabolico

Ingredienti: 1 cetriolo, 1 mela verde, 1 manciata di spinaci, 1 cm di zenzero, 1/2 limone, pizzico di peperoncino

Brucia-Grassi Verace

Ingredienti: 1 pompelmo rosa, 1 arancia, 1 limone, 1 manciata di prezzemolo, 1 cm di curcuma

Sazietà e Leggerezza

Ingredienti: 2 pere, 1 tazza di kale, 1/2 avocado, 1 limone, 1 cucchiaino di semi di chia

Succo Energizzante

Ingredienti: 1 tazza di frutti di bosco, 1 melagrana, 1 mela, 1 cm di zenzero

Succo Saziante

Ingredienti: 1 avocado, 1 cetriolo, 1 mela, 1/2 limone

3. Succhi per il Supporto Immunitario

Formulati per rafforzare il sistema immunitario, questi succhi sono ricchi di vitamina C e antiossidanti.

Scudo Vitale

Ingredienti: 2 arance, 1 limone, 1 kiwi, 1 cm di zenzero, 1 cm di curcuma

Difesa Verde

Ingredienti: 1 manciata di kale, 1 cetriolo, 1 mela verde, 1 cm di zenzero, succo di 1/2 limone

Energizzante Antiossidante

Ingredienti: 1 tazza di frutti di bosco, 1 melagrana, 1 mela, 1 cm di zenzero

Immuno-Booster

Ingredienti: 1 tazza di spinaci, 1 arancia, 1 cm di zenzero, 1 mela verde

Protezione Invernale

Ingredienti: 1 pompelmo, 1 limone, 1 cucchiaino di miele, 1 arancia, 1 cm di curcuma

4. Succhi per la Bellezza della Pelle

Queste ricette sono pensate per favorire la salute della pelle grazie agli antiossidanti e alle vitamine che proteggono dall'invecchiamento.

Radiante

Ingredienti: 1 carota, 1 mela, 1 arancia, 1 cm di curcuma

Glow Verde

Ingredienti: 1 cetriolo, 1 tazza di spinaci, 1 mela verde, 1 lime

Succo Elasticizzante

Ingredienti: 1 tazza di fragole, 1 mela, 1 kiwi, 1 cm di zenzero

Tonico di Giovinezza

Ingredienti: 1 tazza di melagrana, 1 arancia, 1 cm di curcuma

Succo Idratante

Ingredienti: 1 tazza di anguria, 1 cetriolo, 1 lime, 1 cm di zenzero

5. Succhi per l'Energia e la Vitalità

Pensati per fornire energia naturale e supportare la funzione mentale, questi succhi sono ideali per chi desidera un aumento di vitalità.

Energia Tropicale

Ingredienti: 1 tazza di ananas, 1 arancia, 1 cm di zenzero

Carica Mattutina

Ingredienti: 1 mela, 1 carota, 1 cm di zenzero, 1/2 limone

Vitalità Rossa

Ingredienti: 1 tazza di barbabietola, 1 mela verde, 1 cm di zenzero

Succo "Sole di Mezzogiorno"

Ingredienti: 2 carote, 1 arancia, 1 cm di curcuma

Forza Verde

Ingredienti: 1 cetriolo, 1 tazza di kale, 1 mela verde, succo di 1/2 limone

6. Succhi per la Digestione e il Benessere Intestinale

Ricchi di enzimi e fibre, questi succhi supportano la digestione e l'equilibrio intestinale.

Digestivo Leggero

Ingredienti: 1 cetriolo, 1 mela verde, 1 cm di zenzero, 1 cm di curcuma

Succo Rinfrescante

Ingredienti: 1 finocchio, 1 mela, 1/2 lime

Succo Equilibrante

Ingredienti: 1 tazza di cavolo riccio, 1 pera, 1 cm di zenzero

Riequilibrio Intestinale

Ingredienti: 1 tazza di spinaci, 1 cetriolo, 1 mela verde, succo di 1/2 limone

Probiotico Naturale

Ingredienti: 1 mela, 1 cm di zenzero, 1 cetriolo, 1 manciata di prezzemolo

7. Succhi per la Disintossicazione e il Supporto del Fegato)

Rinnovo Epatico

Ingredienti: 1 tazza di cavolo riccio, 1 mela verde, 1 cm di radice di curcuma, 1/2 limone

Succo Detox di Sedano

Ingredienti: 3 gambi di sedano, 1 mela verde, 1/2 lime, 1 tazza di prezzemolo

Pulizia Completa

Ingredienti: 1 cetriolo, 1 tazza di spinaci, 1 limone, 1 mela verde, 1 cm di curcuma

Rinfrescante di Erbe

Ingredienti: 1 tazza di prezzemolo, 1 cetriolo, 1 lime, 1 mela verde

Radice di Salute

Ingredienti: 1 barbabietola, 1 carota, 1 mela verde, 1 cm di zenzero, 1 cm di curcuma

8. Succhi per il Metabolismo e il Dimagrimento (Continuazione)

Succo Pompelmo e Menta

Ingredienti: 1 pompelmo, 1 cetriolo, 1 cm di zenzero, 1 tazza di menta fresca

Acceleratore Naturale

Ingredienti: 1 tazza di ananas, 1 limone, 1 cm di zenzero, 1 cetriolo

Tocco di Limone

Ingredienti: 2 limoni, 1 cm di curcuma, 1 cetriolo

Sorso Fresco

Ingredienti: 1 mela, 1 limone, 1 cetriolo, 1 cm di zenzero

Riduttore di Appetito

Ingredienti: 1 tazza di spinaci, 1 mela verde, 1/2 avocado, succo di 1/2 lime

9. Succhi per il Supporto Immunitario (Continuazione)

Protezione dell'Inverno

Ingredienti: 2 arance, 1 mela, 1 cm di curcuma, 1 cm di zenzero

Difesa Forte

Ingredienti: 1 kiwi, 1 arancia, 1/2 limone, 1 mela verde

Calma Immunitaria

Ingredienti: 1 tazza di camomilla, 1 mela verde, succo di 1/2 limone

Scudo del Mattino

Ingredienti: 1 tazza di carote, 1 arancia, 1 cm di zenzero, 1 limone

Azione Anti-Radicale

Ingredienti: 1 melagrana, 1 mela verde, 1 cm di zenzero, 1 cm di curcuma

10. Succhi per la Bellezza della Pelle (Continuazione)

Effetto Collagene

Ingredienti: 1 tazza di cavolo riccio, 1 kiwi, 1 cetriolo, succo di 1/2 lime

Lucentezza Tropicale

Ingredienti: 1 tazza di ananas, 1 mela, 1 cm di zenzero, 1/2 cetriolo

Anti-Età Completo

Ingredienti: 1 melagrana, 1 arancia, 1 cm di curcuma, 1 carota

Tonico di Bellezza

Ingredienti: 1 tazza di spinaci, 1 kiwi, 1 cetriolo, succo di 1/2 limone

Succo Elasticizzante

Ingredienti: 1 cetriolo, 1 tazza di fragole, 1 cm di zenzero, succo di 1 lime

11. Succhi per l'Energia e la Vitalità (Continuazione)

Carica Verde

Ingredienti: 1 cetriolo, 1 tazza di spinaci, 1 limone, 1 mela verde

Vibrazione Tropicale

Ingredienti: 1 arancia, 1 tazza di ananas, 1 cm di zenzero

Energia di Bosco

Ingredienti: 1 tazza di frutti di bosco, 1 kiwi, 1 mela verde

Scossa Mattutina

Ingredienti: 1 tazza di cavolo riccio, 1 mela, 1/2 limone, 1 cm di zenzero

Tonico Naturale

Ingredienti: 1 tazza di spinaci, 1 arancia, 1 cm di zenzero, succo di 1/2 limone

12. Succhi per la Digestione e il Benessere Intestinale

Digestivo Classico

Ingredienti: 1 finocchio, 1 mela verde, 1 cm di zenzero

Rafforzatore di Flora

Ingredienti: 1 tazza di cavolo, 1 cetriolo, 1 mela verde, succo di 1/2 lime

Bilanciamento Intestinale

Ingredienti: 1 finocchio, 1 carota, 1 mela, 1 cm di curcuma

Succo Equilibrante

Ingredienti: 1 tazza di prezzemolo, 1 mela verde, succo di 1 limone

Pro-Biotico

Ingredienti: 1 tazza di spinaci, 1 cm di zenzero, 1 mela verde, succo di 1/2 lime

13. Altre Combinazioni Originali

Succo "Super Antiossidante"

Ingredienti: 1 tazza di cavolo nero, 1 mela, 1/2 limone, 1 cm di curcuma, 1 cm di zenzero

Relax di Mirtillo

Ingredienti: 1 tazza di mirtilli, 1 cetriolo, 1 mela verde, succo di 1 lime

Vigore Vitale

Ingredienti: 1 tazza di spinaci, 1 mela, 1 arancia, 1 cm di curcuma

Calma Zenzero

Ingredienti: 1 tazza di prezzemolo, 1 cetriolo, 1 limone, 1 cm di zenzero

Succo Serenità

Ingredienti: 1 tazza di melagrana, 1 kiwi, 1 cm di zenzero, succo di 1/2 limone

Succhi per la

Disintossicazione e il Supporto del Fegato

Succo Verde Detox

Ingredienti: 1 tazza di cavolo nero, 1 mela verde, 1 cetriolo, succo di 1/2 limone

Succo di Pulizia Rossa

Ingredienti: 1 barbabietola, 1 mela, 1 carota, 1 cm di zenzero

Eliminatore di Toxine

Ingredienti: 1 tazza di prezzemolo, 1 lime, 1 cetriolo, 1 mela verde

Detox Intenso

Ingredienti: 1 tazza di spinaci, 1 carota, 1 cm di curcuma, 1/2 limone

Succo Pulente

Ingredienti: 1 tazza di cavolo riccio, 1 cetriolo, 1 mela verde, succo di 1/2 lime

Succhi per il Metabolismo e il Dimagrimento

Metabolismo Sprint

Ingredienti: 1 pompelmo rosa, 1 arancia, 1 cm di curcuma

Attivatore Digestivo

Ingredienti: 1 cetriolo, 1 mela verde, 1 cm di zenzero, 1 limone

Sorso Piccante

Ingredienti: 1 mela, 1 peperoncino fresco (piccolo), 1 cm di zenzero, 1 limone

Brucia Calorie

Ingredienti: 1 tazza di spinaci, 1 mela, succo di 1/2 limone, 1 cm di curcuma

Metabolismo Forte

Ingredienti: 1 cetriolo, 1 mela verde, 1 tazza di cavolo nero, succo di 1 lime

Succhi per il Supporto Immunitario

Difesa Attiva

Ingredienti: 1 mela, 1 carota, 1 arancia, 1 cm di zenzero

Protezione Completa

Ingredienti: 1 melagrana, 1 mela verde, succo di 1/2 limone

Succo Immuno-Boost

Ingredienti: 1 kiwi, 1 mela, 1 cm di curcuma, succo di 1 lime

Scudo Protettivo

Ingredienti: 1 tazza di spinaci, 1 cetriolo, 1 cm di zenzero, 1 arancia

Forza d'Inverno

Ingredienti: 1 tazza di cavolo nero, 1 mela, 1 arancia, 1 cm di zenzero

Succhi per la Bellezza della Pelle

Pelle Raggiante

Ingredienti: 1 carota, 1 mela verde, succo di 1/2 limone, 1 cm di curcuma

Succo Luminoso

Ingredienti: 1 tazza di melagrana, 1 arancia, 1 cm di curcuma, 1 kiwi

Succo Rivitalizzante

Ingredienti: 1 mela, 1 cetriolo, 1 cm di zenzero, succo di 1/2 limone

Elasticità Perfetta

Ingredienti: 1 avocado, 1 cetriolo, 1 mela verde, 1 cm di zenzero

Effetto Glow

Ingredienti: 1 tazza di fragole, 1 kiwi, 1 cetriolo, succo di 1 lime

Succhi per l'Energia e la Vitalità

Carica Vitale

Ingredienti: 1 tazza di ananas, 1 cetriolo, 1 lime, 1 cm di zenzero

Spinta del Mattino

Ingredienti: 1 carota, 1 mela, 1 arancia, 1 cm di curcuma

Energie d'Estate

Ingredienti: 1 pesca, 1 tazza di mirtilli, succo di 1 lime

Vibrazione di Bosco

Ingredienti: 1 tazza di frutti di bosco, 1 kiwi, 1 cm di zenzero

Tonico di Forza

Ingredienti: 1 arancia, 1 pompelmo, 1 cm di zenzero, succo di 1 lime

Succhi per la Digestione e il Benessere Intestinale

Digestione Piacevole

Ingredienti: 1 finocchio, 1 mela, succo di 1/2 lime, 1 cetriolo

Intestino Sereno

Ingredienti: 1 mela, 1 carota, 1 cm di curcuma, 1 cetriolo

Equilibrio Intestinale

Ingredienti: 1 tazza di spinaci, 1 cetriolo, succo di 1/2 limone

Probiotico Naturale

Ingredienti: 1 pera, 1 cm di zenzero, 1 tazza di cavolo riccio

Succo Lenitivo

Ingredienti: 1 finocchio, 1 mela, 1 cm di zenzero, 1 cetriolo

Altre Combinazioni Originali

Calma e Serenità

Ingredienti: 1 tazza di camomilla, 1 mela, succo di 1/2 limone

Energizzante Floreale

Ingredienti: 1 mela, 1 pesca, 1 lime

Vitalità di Mezza Estate

Ingredienti: 1 pesca, 1 arancia, 1 cm di zenzero

Succo Dolce e Sano

Ingredienti: 1 pera, 1 tazza di cavolo, 1 limone

Sogno Verde - Ingredienti: 1 tazza di cavolo, 1 mela, succo di 1/2 lime, 1 cm di zenzero

Succhi e Ingredienti con

Potenziale Azione Antitumorale

"Ecco alcune combinazioni di succhi e ingredienti noti per i loro potenti antiossidanti, fitonutrienti e composti bioattivi che possono contribuire alla prevenzione dei tumori e sostenere la salute cellulare."

1. Succo di Carota e Curcuma

Ingredienti: 3 carote, 1 cm di radice di curcuma fresca, 1/2 limone, 1 cm di zenzero

Proprietà: Le carote sono ricche di beta-carotene e antiossidanti, che supportano la salute cellulare, mentre la curcuma contiene curcumina, un potente antinfiammatorio con attività antitumorale dimostrata.

2. Succo di Cavolo e Melograno

Ingredienti: 1 tazza di cavolo riccio (kale), 1 tazza di chicchi di melograno, 1 mela verde, succo di 1/2 limone

Proprietà: Il cavolo è ricco di glucosinolati, composti noti per il loro potenziale effetto anticancro. Il melograno è ricco di polifenoli che combattono i radicali liberi e supportano la salute del cuore e delle cellule.

3. Succo di Broccoli e Curcuma

Ingredienti: 1 tazza di broccoli, 1 cm di radice di curcuma, 1/2 mela verde, 1 cetriolo

Proprietà: I broccoli contengono sulforafano, un composto che supporta l'attività antitumorale, mentre la curcuma aggiunge un effetto antinfiammatorio e antiossidante.

4. Succo di Frutti di Bosco e Spinaci

Ingredienti: 1 tazza di mirtilli, 1 tazza di spinaci, 1 mela, succo di 1/2 limone

Proprietà: I frutti di bosco sono ricchi di antociani e polifenoli, potenti antiossidanti che possono ridurre il danno ossidativo. Gli spinaci forniscono clorofilla, che può favorire l'eliminazione delle tossine.

5. Succo di Barbabietola e Zenzero

Ingredienti: 1 barbabietola, 1 cm di radice di zenzero, 1 mela verde, succo di 1/2 limone

Proprietà: La barbabietola è ricca di betaina, che supporta il fegato e ha proprietà antiossidanti. Lo zenzero è noto per le sue proprietà antinfiammatorie e stimolanti per la circolazione.

6. Succo di Cavolo Nero e Limone

Ingredienti: 1 tazza di cavolo nero, 1 cetriolo, 1/2 mela verde, succo di 1 limone

Proprietà: Il cavolo nero contiene composti sulfurati, utili per la detossificazione. Il limone fornisce vitamina C, che aiuta a combattere i radicali liberi.

7. Succo di Pomodoro e Aglio

Ingredienti: 1 tazza di pomodori freschi, 1 spicchio di aglio, 1/2 peperone rosso

Proprietà: I pomodori sono ricchi di licopene, noto per il suo potenziale effetto protettivo contro alcuni tipi di tumori. L'aglio contiene allicina, un composto solforato che supporta la disintossicazione e la salute immunitaria.

8. Succo di Melagrana e Arancia

Ingredienti: 1 tazza di chicchi di melagrana, 1 arancia, 1/2 cm di radice di curcuma

Proprietà: il melagrano è un potente antiossidante, mentre l'arancia fornisce vitamina C e composti che aiutano a combattere i radicali liberi.

9. Succo di Curcuma e Menta

Ingredienti: 1 cm di radice di curcuma, 1 cetriolo, 1 tazza di menta fresca, 1/2 limone

Proprietà: La curcuma è rinomata per il suo effetto antinfiammatorio, e la menta aiuta la digestione e contiene composti che supportano la salute cellulare.

10. Succo di Coriandolo e Limone

Ingredienti: 1 tazza di coriandolo, 1 cetriolo, 1 mela verde, succo di 1 limone

Proprietà: Il coriandolo contiene clorofilla, che può contribuire alla disintossicazione. Il limone è ricco di vitamina C e supporta l'eliminazione delle tossine.

"Queste combinazioni includono ingredienti che offrono un supporto naturale, grazie ai loro composti bioattivi, che possono sostenere il corpo nella prevenzione e nella lotta contro il danno cellulare e l'infiammazione."

Approfondimenti di

Studi Scientifici e Olistici

Questa sezione offre una panoramica su studi scientifici e testi di riferimento che esplorano i benefici dei succhi freschi, evidenziando sia il supporto della ricerca scientifica moderna che l'approccio olistico al benessere.

8.1 Studi Scientifici sui Benefici Nutrizionali dei Succhi

Numerosi studi hanno analizzato l'impatto positivo dei succhi freschi sulla salute, evidenziando come il consumo di nutrienti concentrati possa sostenere varie funzioni corporee, dall'immunità al metabolismo.

Vitamina C e Immunità: Uno studio pubblicato sul Nutrients Journal (Carr, A.C., Maggini, S., 2017) ha dimostrato che la vitamina C rafforza il sistema immunitario e riduce la durata delle infezioni respiratorie.

Polifenoli e Salute Cardiovascolare: La ricerca pubblicata su The American Journal of Clinical Nutrition (Hollman, P.C.H., et al., 2011) ha evidenziato che i polifenoli presenti nei frutti di bosco e nei melograni aiutano a ridurre l'infiammazione e a migliorare la salute cardiovascolare.

Antiossidanti e Prevenzione dell'Invecchiamento: Gli antiossidanti nei succhi di carote e pomodori sono stati studiati per il loro effetto sulla riduzione dello stress ossidativo. Un articolo su Food Chemistry (Kong, K.W., et al., 2010) mostra come queste sostanze possano contrastare i radicali liberi.

8.2 Studi sulla Disintossicazione e Sul Fegato

La capacità dei succhi di favorire la disintossicazione epatica è stata approfondita da diversi studi. Le verdure crucifere, la barbabietola e il limone sono particolarmente efficaci nel supportare le funzioni epatiche e promuovere l'eliminazione delle tossine.

Detossificazione del Fegato e Succo di Barbabietola: Secondo uno studio del Journal of Clinical Biochemistry and Nutrition (Clifford, T., et al., 2015), il succo di barbabietola stimola le funzioni del fegato e migliora la capacità dell'organismo di eliminare le tossine.

Effetti Epatici della Curcumina: La curcumina, presente nella curcuma, ha dimostrato di possedere proprietà epatoprotettive, secondo uno studio pubblicato su BioFactors (Mishra, S., et al., 2008).

8.3 Prospettiva Olistica e Letteratura Consigliata

Oltre agli studi scientifici, l'approccio olistico considera il corpo come un sistema interconnesso.

L'alimentazione è vista come parte di un equilibrio che coinvolge anche l'aspetto mentale ed emotivo. Per un approfondimento su come i succhi freschi possano integrarsi in una visione olistica della salute, ecco alcuni testi consigliati:

"The Juice Fasting Bible" di Sandra Cabot – Un classico della letteratura olistica che esplora i benefici del digiuno e dei succhi, con dettagliate spiegazioni sui processi di disintossicazione del corpo.

"Juice Master: Turbo-charge Your Life in 14 Days" di Jason Vale – Questo libro offre un approccio pratico e motivante ai succhi, con una guida per trasformare l'alimentazione e migliorare la salute generale.

"Healing with Whole Foods: Asian Traditions and Modern Nutrition" di Paul Pitchford – Un testo che combina saggezza orientale e moderna, spiegando come i cibi e i succhi possano essere utilizzati per mantenere l'equilibrio e sostenere la salute.

8.4 Risorse Online e Articoli Scientifici Accessibili

Per chi è interessato a rimanere aggiornato sulle ultime ricerche, numerosi siti e portali pubblicano studi scientifici relativi all'alimentazione e ai succhi. Tra questi:

PubMed – Una delle principali risorse per la ricerca medica, dove è possibile consultare migliaia di studi peer-reviewed.

Link a PubMed

Nutritional Science Journals – Riviste come Journal of Nutrition o American Journal of Clinical Nutrition offrono articoli su come i nutrienti influenzino la salute.

American Journal of Clinical Nutrition

<u>**Disclaimer:**</u>

Le informazioni contenute in questa guida sono a scopo informativo ed educativo. Non sostituiscono in alcun modo il parere, la diagnosi o il trattamento di un medico qualificato o di un professionista sanitario. La guida non offre consigli medici e non intende trattare, diagnosticare o curare alcuna condizione di salute o malattia. Prima di intraprendere qualsiasi programma di disintossicazione o modificare il proprio regime di salute, si raccomanda di consultare un medico o un professionista sanitario qualificato. L'uso delle informazioni presenti in questa guida è a discrezione e responsabilità dell'utente.